FORSCHUNGSBERICHTE DES LANDES NORDRHEIN-WESTFALEN

Nr. 3121 / Fachgruppe Medizin

Herausgegeben vom Minister für Wissenschaft und Forschung

Diplom-Biologe Inge Theiß
Priv.-Doz. Dr. rer. nat. Armin Basler
Prof. Dr. rer. nat. Gunter Röhrborn
Institut für Humangenetik und Anthropologie
Universität Düsseldorf

Untersuchungen zur mutagenen Wirkung
von Äthylnitrosoharnstoff
an Nagern und Primaten

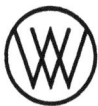

Springer Fachmedien Wiesbaden GmbH 1982

CIP-Kurztitelaufnahme der Deutschen Bibliothek

Theiss, Inge:
Untersuchungen zur mutagenen Wirkung von
Äthylnitrosoharnstoff an Nagern und Primaten /
Inge Theiss ; Armin Basler ; Gunter Röhrborn. -
Opladen : Westdeutscher Verlag, 1982.

(Forschungsberichte des Landes Nordrhein-
Westfalen ; Nr. 3121 : Fachgruppe Medizin)
ISBN 978-3-663-19924-3

NE: Basler, Armin:; Röhrborn, Gunter:; Nordrhein-Westfalen: Forschungsberichte des
Landes ...

© 1982 by Springer Fachmedien Wiesbaden

Ursprünglich erschienen bei Westdeutscher Verlag GmbH, Opladen 1982

Herstellung: Westdeutscher Verlag

ISBN 978-3-663-19924-3   ISBN 978-3-663-20268-4 (eBook)
DOI 10.1007/978-3-663-20268-4

Inhalt

1. Einleitung 1
2. Bisherige Untersuchungen mit Äthylnitrosoharnstoff - Literaturbefunde 2
3. Material und Methoden 4
   3.1   Testsubstanz 4
   3.2   Versuchstiere 4
   3.3   Präparationsmethoden und Zellkultivierung 4
   3.3.1 Knochenmark 4
   3.3.2 Embryonale Leberzellen 5
   3.3.3 Lymphozyten 5
   3.3.4 Fibroblasten 5
   3.4   Färbungen und Auswertungskriterien ... 6
   3.5   Teratogenitätsuntersuchungen ... 6
   3.6   Karzinogenitätsuntersuchungen .. 6
   3.7   Versuchsaufbau 7
   3.7.1 NMRI-Mäuse 7
   3.7.2 Callithrix jacchus 7
4. Ergebnisse 9
   4.1   Mäuse 9
   4.2   Callithrix jacchus 12
   4.2.1 Knochenmark 12
   4.2.2 Lymphozyten 12
   4.2.3 Diaplazentar behandelte Nachkommen ... 15
   4.2.4 Spätere Nachkommen 15
   4.2.5 Teratogenitätsuntersuchungen ... 18
   4.2.6 Karzinogenitätsuntersuchungen .. 18
5. Diskussion 18
   5.1   Callithrix jacchus als Versuchstier ... 18
   5.2   Chromosomenaberrationen in Knochenmarks-
         zellen - Speziesvergleich 19
   5.3   Befunde an Lymphozyten 21
   5.4   Befunde nach diaplazentarer Exposition . 22
   5.5   Vererbung induzierter Mutationen ... 25
   5.6   Teratogenese und Karzinogenese .. 26
   5.7   Schlußfolgerungen 27

Danksagung 28

Literaturverzeichnis 29

1. Einleitung

Auf dem Gebiet der Mutagenitätsforschung gibt es bisher kaum Untersuchungen an Primaten. Chemische Mutagene werden meist an Kleinsäugern getestet, die zu unterschiedlichen Zeiten nach der Applikation der Testsubstanz getötet und auf induzierte Chromosomenaberrationen hin untersucht werden. Dazu werden meist Knochenmarkszellen aufgearbeitet, zum Teil auch Spermatogonien und Oozyten. Einige Arbeitsgruppen führten Mutagenitätstests nach diaplazentarer Behandlung durch. So untersuchten RÖHRBORN und BERRANG (1967) die Wirkung von diaplazentar appliziertem Trenimon auf Oozyten der Maus. BASLER et al. (1979) verglichen die mutagene Wirkung von Busulfan auf Knochenmarks- und embryonale Leberzellen der Maus. BASLER (1979) sowie ALLEN et al. (1980) untersuchten an Säugetieren die Häufigkeit von Schwester- Chromatid-Austauschen (SCEs) in mütterlichem und embryonalem Gewebe nach Applikation von Cyclophosphamid während der Tragzeit.

In der vorliegenden Arbeit wurden nun erstmals Untersuchungen zur diaplazentaren Mutagenese an Primaten durchgeführt. Dabei wurden folgende Ziele verfolgt:

1. Kontroll- und Versuchsdaten an demselben Tier zu erheben;
2. Direkt und diaplazentar behandelte Tiere nebeneinander zu untersuchen;
3. Von den diaplazentar behandelten Tieren Zellen aus zwei verschiedenen Geweben zu analysieren;

4. Die Vererbung von möglicherweise in Keimzellen gesetzten Schäden zu untersuchen;
5. Parallel zu Mutagenitätsuntersuchungen die teratogene und karzinogene Wirkung der Testsubstanz an ein und demselben Tier zu untersuchen.

Zur Ergänzung dieser Untersuchungen an Primaten wurden einige entsprechende Versuche mit der Maus durchgeführt.

Als Testsubstanz wurde Äthylnitrosoharnstoff (ENU) ausgewählt, eine Substanz, die bereits vielfach untersucht worden ist, um im Vergleich mit anderen Untersuchungen auch den Wert eines solchen aufwendigen Experimentes mit Primaten abschätzen zu können.

2. Bisherige Untersuchungen mit Äthylnitrosoharnstoff
   - Literaturbefunde -

Äthylnitrosoharnstoff (ENU) $\begin{array}{l} O=N-N-CH_2-CH_3 \\ | \\ O=C-NH_2 \end{array}$

ist ein Nitrosamid. Bei physiologischem pH-Wert zerfällt ENU mit einer Halbwertzeit von $t_{1/2} < 8$ min zu reaktiven Ionen. Dazu sind keine enzymatischen Reaktionen notwendig. Das letztlich wirksame Produkt ist das elektrophile Äthyl-Kation $CH_3-CH_2^+-$. Dieses sehr reaktive Ion alkyliert nukleophile Zentren in Proteinen und Nukleinsäuren, bevorzugt Phosphatgruppen und Sauerstoff- und Stickstoff- Atome der Nukleinsäurebasen. Diese alkylierenden Reaktionen sind verantwortlich für die Wirkungen von ENU (DRUCKREY et al., 1967; RAJEWSKY, 1980).

Mutagene Wirkung von ENU wurde von ONDREJ (1971) und von VOGEL und NATARAJAN (1979) an Drosophila nachgewiesen. Von SOUKUP und AU (1975) wurden durch ENU induzierte Chromosomenaberrationen nachgewiesen, sowohl am Knochenmark von Maus und Ratte in vivo als auch an menschlichen Lymphozyten in vitro. Als sehr starkes Mutagen erwies sich ENU auch im specific-locus- Test bei der Maus. RUSSEL et al. (1979) induzierten in diesem Test mit 250 mg ENU / kg Körpergewicht die fünffache Menge von Mutationen wie nach Röntgenbestrahlung mit 600 R.

Vielfach untersucht wurde auch die karzinogene Wirkung von ENU. Dabei zeigte sich eine artspezifische Organotropie und eine besonders hohe Empfindlichkeit bei pränataler Applikation. So liegt bei der Ratte eine deutliche neurotrope Wirkung vor (IVANCOVIC und DRUCKREY, 1968; WECHSLER, 1973), bei Mäusen und Hamstern fand man dagegen Tumoren in verschiedenen Organen (BANNASCH et al., 1979; VESSELINOVITCH et al., 1977). JURGELSKI et al. (1977, 1978) behandelten beim Opossum (Marsupialia) quasi-embryonales Gewebe unter Umgehung des mütterlichen Stoffwechsels mit ENU. Auch hier wurden viele Tumoren induziert, überwiegend in der Niere.

Auch an Primaten wurden bereits Untersuchungen zur Karzinogenität von ENU durchgeführt. RICE et al. (1976, 1978) induzierten bei Erythrocebus patas - Nachkommen Tumoren an verschiedenen Organen durch diaplazentare Exposition. Demgegenüber traten bei Macaca mulatta keine Tumoren auf (JÄNISCH et al., 1977).

Bei der Ratte wurden nach diaplazentarer Applikation relativ hoher Dosen auch teratogene Effekte beobachtet (DRUCKREY et al., 1966; WECHSLER, 1973).

3. Material und Methoden

3.1. Testsubstanz

Die Testsubstanz, Äthylnitrosoharnstoff, erhielten wir von Herrn Professor Preussmann, Deutsches Krebsforschungszentrum Heidelberg. Äthylnitrosoharnstoff (ENU) wurde in 0,05 M Na- Citrat- Puffer, pH = 3, in einer Konzentration von 11,7 mg ($\triangleq$ 0,1 mmol; MW_{ENU} = 117) pro ml Puffer gelöst. Die Lösung wurde vor Gebrauch frisch angesetzt und steril filtriert. Alle Injektionen erfolgten subcutan in den Rücken der Tiere.

3.2. Versuchstiere

Die Primatenversuche wurden an Neuweltaffen der Art Callithrix jacchus durchgeführt. Diese Tiere sind wegen ihrer geringen Größe (Gewicht adulter Tiere: 250 - 350 g) leicht zu handhaben und lassen sich auch in Gefangenschaft gut züchten. Mit 12 - 15 Monaten sind sie geschlechtsreif, die Tragzeit beträgt ca. 150 Tage. Meist werden zweieiige Zwillinge geboren.

Die Nagerversuche wurden an Mäusen des Stammes NMRI durchgeführt.

3.3. Präparationsmethoden und Zellkultivierung

3.3.1. Knochenmark

Die Präparation von Zellen aus dem Knochenmark erfolgte nach der von SCHMID und STAIGER (1969) beschriebenen und von uns modifizierten Methode:
2 h vor der Präparation erhalten die Tiere 10 mg Colchizin / kg Körpergewicht intraperitoneal injiziert. Dann werden die Tiere getötet, die Femora herauspräpariert und das Knochenmark mit 37°C warmer Hank's Salzlösung herausgespült. Die Zellen werden suspendiert, dann abzentrifugiert und mit 1 %iger Na- Citrat-

Lösung hypoton behandelt, danach fixiert mit Methanol - Eisessig in Verhältnis 3 + 1 und aufgetropft.

3.3.2. Embryonale Leberzellen

Trächtige Mäuse erhalten 1 mg Colcemid / kg Körpergewicht intraperitoneal injiziert. 1 h später werden die Tiere getötet, die Embryonen freipräpariert und deren Leber in 37°C warmem Minimalmedium zerkleinert und suspendiert. Die weitere Aufarbeitung erfolgt wie bei Knochenmarkszellen. Von diesen mit Colcemid vorbehandelten Muttertieren kann das Knochenmark parallel aufgearbeitet werden.

3.3.3. Lymphozyten

Die Blutentnahme erfolgt unter Ketanest - Sedierung aus der Vena femoralis. Die Präparation der Zellen beruht auf der Methode von MOORHEAD et al. (1960):
Kulturmedium: HAM's F 12- Medium (Seromed) mit
        20 % fötalem Kälberserum (Seromed),
        3 % Phytohämagglutinin (Wellcome),
        Antibiotika- und Glutaminzusatz.
4 ml Medium werden mit 0,4 ml Vollblut gemischt und 48 h bei 37°C kultiviert. 3 h vor der Aufarbeitung wird Colcemid in einer Endkonzentration von 0,4 µg / ml zugegeben. Zur Aufarbeitung werden die Zellen abzentrifugiert, mit 37°C warmer 0,56 %igen KCl- Lösung hypoton behandelt und mit Äthanol - Eisessig im Verhältnis 3 + 1 fixiert, danach aufgetropft.

3.3.4. Fibroblasten

Ein Stückchen Haut wird aus der Innenseite des Oberschenkels entnommen und in Stücke von 1 - 2 mm Kantenlänge zerschnitten. Diese werden mit Hilfe eines Plastik- Deckplättchens in einer Gewebekulturflasche fixiert und mit Kulturmedium bedeckt.
Kulturmedium: HAM's F 12- Medium (Seromed) mit
        15 % fötalem Kälberserum (Seromed),
        Antibiotika- und Glutaminzusatz.
Die Zellen werden bei 37°C und 90% Luftfeuchte in

5 % CO_2 kultiviert. Wenn genügend Fibroblasten ausgewachsen sind, wird für 3 h Colcemid (0,4 µg / ml) zugegeben. Dann werden die Zellen mechanisch oder mit Trypsin- EDTA- Lösung (Gibco) abgelöst und aufgearbeitet wie Lymphozyten.

3.4. Färbungen und Auswertungskriterien

Die Präparate von Knochenmarkszellen und embryonalen Leberzellen wurden mit Giemsa gefärbt.

Die Präparate von Lymphozyten und Fibroblasten wurden mit Trypsin behandelt und dann mit Giemsa gefärbt (G- Banding; nach SPERLING und WIESNER, 1972; modifiziert). Die Bänderung der Chromosomen ist notwendig für die Erstellung von Karyogrammen. Außerdem können Inversionen und Duplikationen nur an gebänderten Chromosomen sicher erkannt werden.

Bei der Auswertung wurden die Chromosomenmutationen - Deletion, Translokation, Inversion und Duplikation - den Chromosomenaberrationen, die auch Brüche umfassen, gegenübergestellt. Die Einteilung der Aberrationen erfolgte nach BASLER und HERBOLD (1976).

3.5. Teratogenitätsuntersuchungen

Die diaplazentar mit ENU behandelten Affen wurden im Alter von etwa 4 Tagen auf äußerlich sichtbare Mißbildungen hin untersucht. Im Alter von 4 - 6 Monaten wurden sie in Rücken- und Seitenlage geröntgt, um Skelettanomalien festzustellen.

3.6. Karzinogenitätsuntersuchungen

Die direkt und die diaplazentar mit ENU behandelten Affen werden nach ihrem Tod seziert und auf Tumoren hin untersucht. Das Gehirn wird außerdem im Neuropathologischen Institut der Universität Düsseldorf von Herrn Professor Dr. W. Wechsler und seinen Mitarbeitern untersucht.

3.7. Versuchsaufbau

3.7.1. NMRI- Mäuse

Trächtige Mäuse wurden am 15. Tag der Tragzeit mit 0,1 mmol bzw. 1 mmol ENU / kg Körpergewicht behandelt. Nach 6 bzw. 24 h wurden die Tiere getötet, und das Knochenmark der Mütter sowie das Lebergewebe der Embryonen wurden zytogenetisch aufgearbeitet.

In einem zweiten Versuch wurden trächtige Mäuse am 6., 12. und 16. Tag der Tragzeit mit 1 mmol, 0,5 mmol bzw. 0,1 mmol ENU / kg Körpergewicht behandelt. Von den diaplazentar exponierten Nachkommen wurde im Alter von 7 Wochen das Knochenmark zytogenetisch aufgearbeitet.

3.7.2. Callithrix jacchus

Vor Beginn der Behandlung wurden von 17 geschlechtsreifen weiblichen Tieren Lymphozyten kultiviert, zytogenetisch aufgearbeitet und auf Chromosomenaberrationen hin untersucht. Nach dieser Nullwertbestimmung und einer Karyotypanalyse erfolgte die Behandlung der Weibchen in 14-tägigem Abstand mit 0,1 mmol ENU / kg Körpergewicht bis zur Geburt der F_1-Tiere. Am Tage der ersten Injektion wurden die Weibchen mit unbehandelten Männchen zusammengebracht. So wurden alle Muttertiere während der gesamten Tragzeit behandelt und zusätzlich unterschiedlich lange vor der Konzeption. Immer nach jeweils 5 Injektionen, unmittelbar vor der darauffolgenden, wurde Blut entnommen zur Bestimmung der Häufigkeit von Chromosomenaberrationen. 4 - 6 Monate nach Ende der Behandlung wurden noch einmal Lymphozyten kultiviert zur Bestimmung der Aberrationsrate einige Monate nach der ENU- Exposition. Bei den Blutentnahmen für Chromosomenanalysen wurde meist auch Blut für Blutbilder entnommen, um den Gesundheitszustand der Tiere zu überprüfen.

Bei einem Tier, das nach einem Abort getötet werden mußte, wurde das Knochenmark 24 h nach der 11. ENU-Injektion zytogenetisch aufgearbeitet.

Ein Tier, das nach 30 Injektionen noch nicht trächtig war, wurde 6mal mit der doppelten Dosis ENU behandelt, während dieser Zeit wurden mehrmals Lymphozyten aufgearbeitet.

Die behandelten Weibchen werden nach dem Tod seziert und neuropathologisch untersucht.

Als Kontrollgruppe wurden 6 Weibchen nur mit dem Lösungspuffer behandelt. Häufigkeit der Behandlung, Haltung, Verpaarung und Untersuchungen erfolgten wie bei der Versuchsgruppe.

Von den zur Verpaarung benutzten Männchen wurden ebenfalls Lymphozyten kultiviert und Karyogramme erstellt, um möglicherweise vorhandene vererbbare Chromosomenanomalien festzustellen.

Die diaplazentar behandelten F_1-Tiere wurden im Alter von etwa 4 Tagen äußerlich untersucht, und von einem Stückchen Haut wurde eine Fibroblastenkultur angesetzt, um eine Chromosomenanalyse vornehmen zu können. Im Alter von 4 - 6 Monaten wurden Lymphozyten kultiviert, somit stand ein zweites Gewebe zur Chromosomenanalyse zur Verfügung. Außerdem wurden die Tiere geröntgt. Nach dem Tod werden sie seziert und neuropathologisch untersucht, wie auch die tot geborenen Nachkommen. Auch in diesen Fällen wurde der Versuch unternommen, Fibroblasten zu züchten. Kultiviert wurden Hautzellen und zusätzlich in einigen Fällen Muskelzellen.

Von weiteren Nachkommen der behandelten Weibchen wurden ebenfalls Chromosomenanalysen durchgeführt,

wenn die Konzeption innerhalb der ersten 2 Monate
nach Ende der ENU- Behandlung lag. Diese Tiere
könnten Schäden geerbt haben, die in den Oozyten
der Mütter während der Behandlung mit ENU gesetzt
worden sind. Auch von diesen Tieren wurden möglichst
2 Gewebe untersucht.

4. Ergebnisse

4.1. Mäuse

Bei Mäusen treten nach subcutaner Applikation von
ENU sowohl in Knochenmarks- als auch in embryonalen
Leberzellen deutlich mehr Chromosomenaberrationen
auf als in den unbehandelten Kontrolltieren (Tabellen
1 und 2). In beiden Geweben ist die Aberrationsrate
am höchsten, wenn die Aufarbeitung 6 h nach der Applikation von 1 mmol ENU / kg Körpergewicht erfolgt.
Nach 24 h ist die Aberrationsrate wesentlich gesunken.

Bei gleicher Aufarbeitungszeit, nämlich 6 h nach der
Applikation, zeigt sich beim Vergleich der unterschiedlichen Dosen von 1 mmol und 0,1 mmol eine deutliche
Dosis- Effekt- Abhängigkeit: Bei der höheren Dosis
ist die Aberrationsrate um einen Faktor von 3 bis
4 höher.

Im Knochenmark von Mäusen, deren Mütter während der
Tragzeit behandelt wurden, findet sich nur nach einer
diaplazentaren Behandlung mit 3 x 1 mmol ENU / kg
Körpergewicht, der höchsten applizierten Dosis, eine
Erhöhung der Aberrationsrate. Nach diaplazentarer
Behandlung mit geringeren Dosen liegt die Aberrationsrate im Kontrollbereich (Tabelle 3).

Die Abbildung 1 zeigt Beispiele von Metaphasen mit
Aberrationen, die bei der Maus gefunden wurden.

Tabelle 1
Mutagene Wirkung von ENU auf das Knochenmark der Maus

Dosis mmol/kg	Aufarbeitung nach Stunden	Anzahl der ausgewerteten Metaphasen	Metaphasen mit Aberrationen Anzahl	%
-	6	300	1	0,3
0,1	6	300	24	8,0
1	6	300	110	36,6
1	24	400	70	17,5

Tabelle 2
Mutagene Wirkung von ENU auf embryonales Lebergewebe der Maus

Dosis mmol/kg	Aufarbeitung nach Stunden	Anzahl der ausgewerteten Metaphasen	Metaphasen mit Aberrationen Anzahl	%
-	6	1000	29	2,9
0,1	6	1000	60	6,0
1	6	1000	224	22,4
1	24	1000	42	4,2

Die Substanz wurde subcutan injiziert.
Die Kontrolltiere wurden mit dem Lösungspuffer behandelt.

Tabelle 3
Mutagene Wirkung von ENU auf das Knochenmark der Maus bei F_1 - Tieren nach diaplazentarer Applikation

Dosis mmol/kg	Anzahl der ausgewerteten Metaphasen	Metaphasen mit Aberrationen Anzahl	%
-	500	4	0,8
3x0,1	500	2	0,4
3x0,5	500	4	0,8
3x1	500	15	3,0

Die Muttertiere erhielten die angegebene Dosis am 6., 12. und 16. Tag der Tragzeit subcutan injiziert. Die Kontrolltiere wurden entsprechend mit dem Lösungspuffer behandelt.

Abbildung 1
Metaphasen aus embryonalem Lebergewebe von diaplazentar mit ENU behandelten Mäusen

a) mit einer Deletion   b) mit einer Translokation

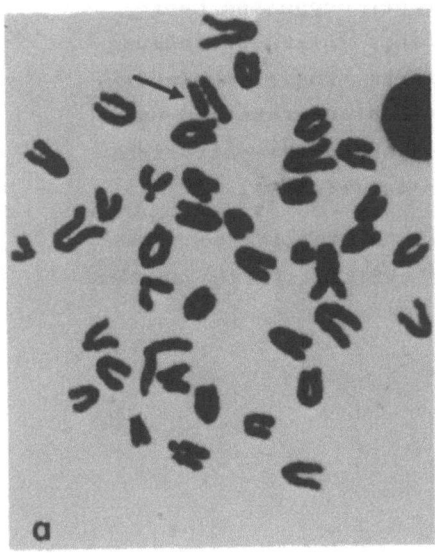
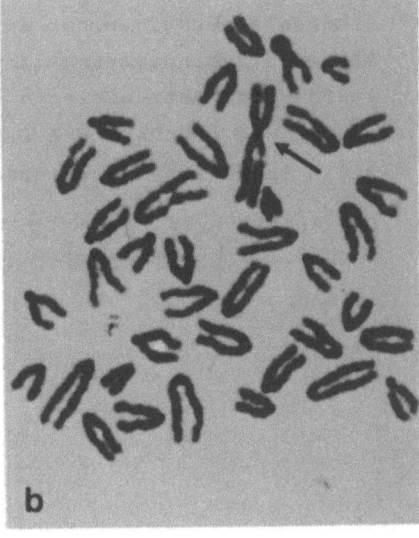

4.2. Callithrix jacchus

4.2.1. Knochenmark

Von einem Tier, das 11mal mit ENU behandelt worden war, wurde 24 h nach der letzten Injektion von 0,1 mmol ENU / kg Körpergewicht eine Knochenmarkspräparation durchgeführt. 100 Metaphasen wurden ausgewertet, davon wiesen 11 Aberrationen auf : 9 Brüche und 2 Deletionen.

4.2.2. Lymphozyten

In den Lymphozyten der direkt mit ENU behandelten Primaten zeigt sich ein Anstieg der Häufigkeit von Chromosomenaberrationen von 1,5 % vor der Behandlung auf Werte zwischen 3,3 % und 6,2 % während der Behandlung. Die Häufigkeit der Chromosomenmutationen (exklusive Brüche) betrug 0,3 % vor Beginn der Behandlung und stieg auf Werte zwischen 2 % und 2,6 %. Mit zunehmender Dauer der Behandlung mit ENU ist keine weitere Steigerung festzustellen. 4 - 6 Monate nach Ende der Behandlung liegt die Aberrationsrate wieder im Kontrollbereich (Tabelle 4).

Auch nach Erhöhung der ENU- Dosis auf das Doppelte stieg die Aberrationsrate nicht weiter an:
Von einem Tier, das 6mal mit der doppelten Menge behandelt wurde, wurden im Laufe dieser Behandlung mehrmals Lymphozyten kultiviert. Von 114 ausgewerteten Metaphasen wiesen 4 Zellen Aberrationen auf, und zwar 2 Brüche und 2 Deletionen; das entspricht 3,5 % (bzw. 1,8 % Chromosomenmutationen).

Die Abbildungen 2 und 3 zeigen Beispiele von Metaphasen mit Aberrationen, die bei Callithrix jacchus gefunden wurden.

Tabelle 4
Mutagene Wirkung von ENU auf Lymphozyten von Callithrix jacchus

Behandlung	Anzahl der Tiere	Anzahl der Kulturen	Anzahl der ausgewerteten Metaphasen	Metaphasen mit Aberrationen inkl. Brüche Anzahl	inkl. Brüche %	exkl. Brüche Anzahl	exkl. Brüche %
- (Kontrolle)	6	25	763	8	1,0	2	0,3
- (Nullwert)	17	17	1540	23	1,5	5	0,3
5 x ENU	17	17	790	30	3,8	16	2,0
10 x ENU	17	17	582	36	6,2	15	2,6
≥15 x ENU	9	18	730	24	3,3	15	2,1
Nach-unters.	11	11	797	7	0,9	1	0,1

Die ENU- Injektionen (Einzeldosis 0,1 mmol / kg) erfolgten subcutan im Abstand von 14 Tagen. Die Kontrolltiere erhielten gleichzeitig den Lösungspuffer. Die Nullwertbestimmung erfolgte vor Beginn der Behandlung. Von 11 Tieren, die 10 oder mehr Injektionen erhalten hatten, wurde 4 - 6 Monate nach Ende der Behandlung eine Nachuntersuchung durchgeführt.

Abbildung 2

Metaphase aus dem Blut eines mit ENU behandelten
Affen mit einer Translokation (Karyogramm)

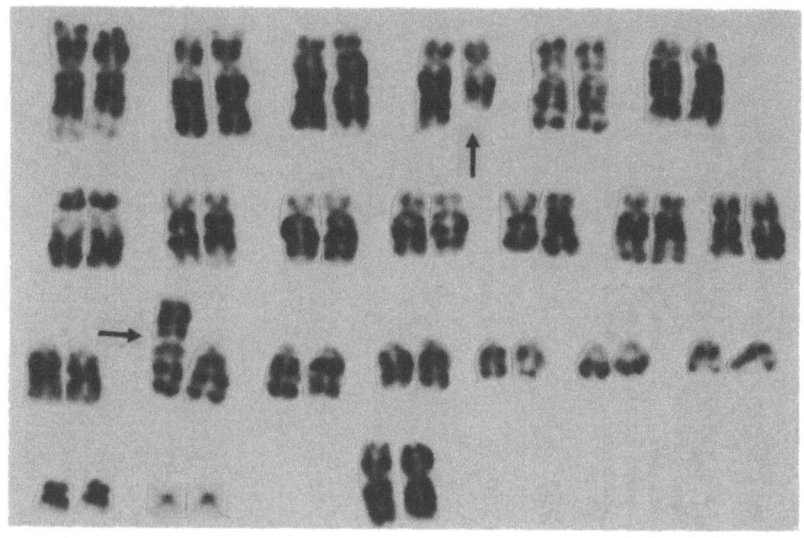

Abbildung 3

Metaphase aus dem Blut eines mit ENU behandelten
Affen mit einer Translokation (Ausschnitt)

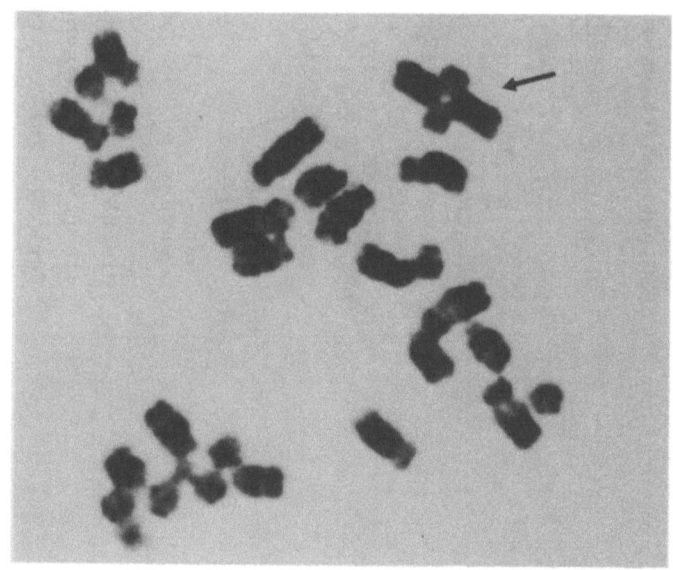

4.2.3. Diaplazentar behandelte Nachkommen

Die mit ENU behandelten Weibchen warfen 19 diaplazentar exponierte Jungtiere. 5 davon starben während oder kurz nach der Geburt. Von 3 der tot geborenen Nachkommen gelang eine Chromosomenanalyse aus Hautgewebe, von den 14 überlebenden Tieren wurden außerdem Lymphozyten untersucht. Von diesen 17 diaplazentar behandelten Jungtieren wurden insgesamt 1146 Zellen ausgewertet. Hierunter fanden sich 20 Zellen mit Aberrationen, davon waren 6 ($\hat{=}$ 0,5 %) echte Chromosomenmutationen (Tabelle 5).

Von je 2 gut gebänderten Metaphasen pro Tier und untersuchtem Gewebe wurden Karyogramme erstellt.
Es fanden sich keine Auffälligkeiten. Die Abbildung 4 zeigt ein Beispiel. Nur bei einem weiblichen Tier wurde ein Mosaik gefunden: 12 von 50 Zellen zeigen eine Monosomie des X-Chromosoms. Von diesem Tier konnte nur Hautgewebe untersucht werden, da es kurz nach der Geburt starb. Der Karyotyp des Zwillingsbruders und der Eltern ist unauffällig.

Von den mit Puffer behandelten Weibchen der Kontrollserie wurden 13 Nachkommen zytogenetisch untersucht. In den 798 untersuchten Zellen wurden nur Brüche, jedoch keine Chromosomenmutationen gefunden (Tabelle 5). Die Karyotypanalysen ergaben keine Auffälligkeiten.

4.2.4. Spätere Nachkommen

Von den behandelten Weibchen wurden 20 Tiere geworfen, deren Konzeption innerhalb der ersten 2 Monate nach der Geburt des ersten Wurfes und damit dem Ende der ENU-Exposition lag. Von diesen Tieren starben 10 während oder kurz nach der Geburt. Von 17 dieser 20 Tiere gelang eine Karyotypanalyse, bei 9 davon aus 2 Geweben. Es zeigten sich keine Auffälligkeiten. Die Aberrationsrate liegt im Kontrollbereich (Tab.5).

Tabelle 5

Chromosomenaberrationen bei Nachkommen ENU- exponierter Callithrix jacchus-Weibchen

	Anzahl der untersuchten Tiere (nur 1 Gewebe untersucht)	Anzahl der ausgewerteten Metaphasen	Metaphasen mit Aberrationen			
			inkl. Brüche Anzahl	%	exkl. Brüche Anzahl	%
Kontrolle	13 (2)	798	14	1,8	0	0,0
diapl. exponiert	17 (3)	1146	20	1,7	6	0,5
Konzeption nach der Behandlung	17 (8)	612	3	0,5	1	0,2

Die Mütter der diaplazentar exponierten Nachkommen erhielten mindestens 10 ENU- Injektionen (Einzeldosis 0,1 mmol / kg) während und vor der Tragzeit. Die Mütter der Kontrolltiere wurden mit dem Lösungspuffer behandelt. Die Konzeption der Jungtiere der dritten Gruppe lag innerhalb der ersten 2 Monate nach Ende der ENU- Behandlung (mindestens 10mal 0,1 mmol / kg) ihrer Mütter.

Abbildung 4
Metaphase aus dem Blut eines männlichen Callithrix
jacchus und Karyogramm

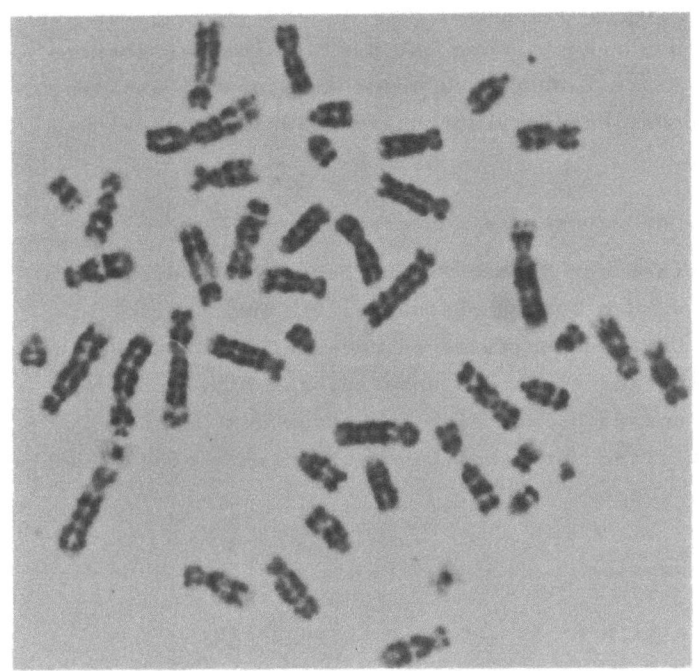

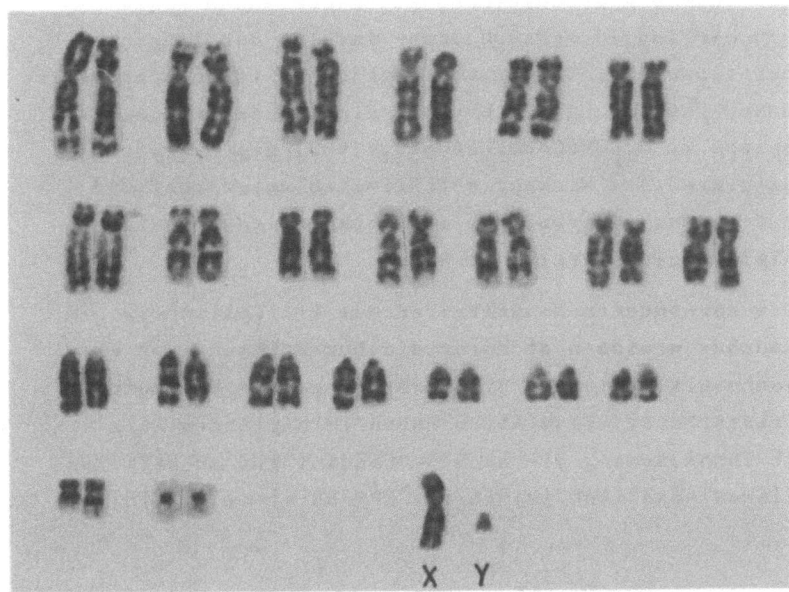

4.2.5. Teratogenitätsuntersuchungen

Bei den diaplazentar ENU- exponierten Nachkommen wurden keine Mißbildungen festgestellt, weder durch äußerliche Untersuchung noch bei der Auswertung der Röntgenaufnahmen. Auch bei der Sektion der gestorbenen Tiere fanden sich keine teratogenen Schäden. Ebenso war die Untersuchung der Kontrolltiere ohne Befund.

4.2.6. Karzinogenitätsuntersuchungen

Bei keinem der bisher verstorbenen Tiere dieses Versuchs wurden Tumoren gefunden. Die neuropathologischen Untersuchungen waren ohne Befund. Der Gesundheitszustand sowie die untersuchten Blutwerte der Tiere unterscheiden sich nicht von den Befunden, die an einer unbehandelten Callithrix jacchus- Zuchtgruppe erhoben wurden.

5. Diskussion

5.1. Callithrix jacchus als Versuchstier

Mutagenitätsuntersuchungen an Primaten werden nicht routinemäßig durchgeführt wegen der hohen Kosten und der langen Versuchsdauer infolge der langen Generationszeit. In der vorliegenden Untersuchung sollte unter Verwendung von ENU als einem Modell- Schadstoff (siehe z. B. DRUCKREY et al., 1967) die direkte und diaplazentare Wirkung auf Primaten untersucht und mit Versuchsergebnissen aus herkömmlichen Tests an Kleinsäugern verglichen werden.

Die verwendeten Neuweltaffen der Art Callithrix jacchus erwiesen sich für die Durchführung der Versuche als geeignet; die Vermehrungsrate war zufriedenstellend. Diese Affen haben im diploiden Satz 46 Chromosomen, die nach G- Banding gut zu differenzieren sind (Abb. 4; vergl. BEDARD et al., 1978).

Für die Kultivierung von Lymphozyten und Fibroblasten konnten die bei menschlichem Gewebe etablierten Methoden weitgehend übernommen werden.

Da für die Mutagenitätsuntersuchungen Lymphozyten verwendet wurden, konnte von jedem Tier vor Beginn der Behandlung eine Nullwertbestimmung durchgeführt werden, ohne die Tiere töten zu müssen. So ist die Ermittlung der Kontrollwerte und der Mutagenitätsbefunde an ein und demselben Tier möglich. Desweiteren können Untersuchungen zur Karzinogenität an denselben Tieren durchgeführt werden. Auch wurden für die Zellkulturen der F_1- Tiere solche Gewebe entnommen - Haut und Blut -, die es ermöglichen, dieselben Tiere für weitere Teratogenitäts- und Karzinogenitätsuntersuchungen heranzuziehen.

All diese Untersuchungen sollten die Fragen beantworten, ob Primaten als Versuchstiere für die Beurteilung der mutagenen Wirkung einer Substanz geeigneter sind als Nager, und ob gleichzeitig Untersuchungen zur Teratogenität und Karzinogenität möglich sind.

5.2. Chromosomenaberrationen in Knochenmarkszellen
    - Speziesvergleich -

Die im vorliegenden Versuch an der Maus gefundenen ENU- induzierten Aberrationen entsprechen recht gut den Ergebnissen von SOUKUP und AU (1975). In Tabelle 6 wurden die Daten gegenübergestellt. Demnach wirkt ENU sowohl nach subcutaner Applikation mutagen als auch nach intraperitonealer Applikation. Nach kurzer Zeit - 6 h - findet man viele Aberrationen, hauptsächlich Brüche, deren Häufigkeit schon nach 24 h deutlich gesunken ist. Es wäre möglich, daß innerhalb dieses Zeitraums bereits Reparaturprozesse stattgefunden haben. Wahrscheinlicher ist, daß schwer

geschädigte Zellen keine weiteren Zellteilungen mehr
durchlaufen haben und degeneriert sind. Chromosomenmutationen (Deletionen, Translokationen, Inversionen, Duplikationen), die die Folge von Brüchen bei
falscher Reparatur der Bruchenden sind, wurden in
diesen Versuchen nur selten gefunden.

Tabelle 6
Häufigkeit von Zellen mit Chromosomenaberrationen
im Knochenmark der Maus nach Behandlung mit ENU
(s.c.: subcutan; i.p.: intraperitoneal; B: Brüche)

	Dosis mg/kg	Appli-kation	% Metaphasen mit Aberrationen bei Aufarbeit. nach 6 h		bei Aufarbeit. nach 24 h	
			inkl.B	exkl.B	inkl.B	exkl.B
SOUKUP u. AU	100	i.p.	22,9	0,0	12,0	0,0
eigene Unters.	117	s.c.	36,6	0,0	17,5	1,3

Neben diesen Untersuchungen an Mäusen wurden von
einem Affen ebenfalls Zellen des Knochenmarks aufgearbeitet. Obwohl Callithrix jacchus nur 1/10 der
den Mäusen verabreichten Dosis subcutan injiziert
wurde (11,7 mg / kg), allerdings subchronisch (11mal
im Abstand von 14 Tagen), waren in dem proliferierenden Gewebe Chromosomenaberrationen deutlich nach-
weisbar: Von 100 ausgewerteten Zellen wiesen 11 Zellen Aberrationen auf, hierunter waren 9 Brüche und
2 Deletionen.

Somit besteht eine speziesunabhängige Sensibilität
des Knochenmarks gegenüber dem Mutagen ENU.

5.3. Befunde an Lymphozyten

Von den Untersuchungen an stark proliferierendem Knochenmark unterscheiden sich die Untersuchungen an Lymphozyten grundsätzlich. Im Blut liegen die Lymphozyten in der G_o- Phase vor, sie teilen sich normalerweise nicht mehr. Diese G_o- Phase ist gegen alkylierende Substanzen wie ENU, die bevorzugt während der DNS- Synthese angreifen, nicht sehr empfindlich.

GEBHART (1977, Abschnitt 3.2.3.) beschreibt Sensibilitätsunterschiede bezüglich der Wirkung eines mutagenen Stoffes im Laufe des Zellzyklus. So liegt das Maximum der Sensibilität für die Auslösung von Chromosomenaberrationen in der S- Phase, während der DNS- Replikation. In der G_1- Phase bzw. der G_o- Phase ausdifferenzierter Zellen kann die Einwirkung starker Mutagene auch zu einer Erhöhung der Häufigkeit von Chromosomenschäden führen. Das wird daran deutlich, daß bei mit Zytostatika behandelten Patienten in Lymphozyten dosisabhängig Chromosomenschäden gefunden werden (z. B. GEBHART, 1974). Bei so behandelten Patienten hat die Substanz nur in vivo auf die Lymphozyten in der G_o- Phase eingewirkt, die erst in vitro durch Phytohämagglutinin im Kulturmedium wieder zur Teilung angeregt wurden.

Das entspricht der Exposition der Affenlymphozyten in diesem Versuch. Auch ENU wirkt also in der G_o- Phase chromosomenschädigend, allerdings in geringerem Maße als in den stark proliferierenden Knochenmarkszellen, die auch während der empfindlichen DNS- Replikationsphase dem Mutagen exponiert waren.

Bei der Auswertung der Chromosomenaberrationen wurde die Gesamtzahl einschließlich der Brüche den Chromosomenmutationen (Deletionen, Translokationen, In-

versionen, Duplikationen) gegenübergestellt. Brüche
sind die Voraussetzung für die Chromosomenmutationen, sie werden nach RIEGER und GREEN (1968) zu
90 % repariert. Bei falscher Verknüpfung der Bruchenden entstehen dann die stabilen Translokationen
und die nur an gebänderten Chromosomen erkennbaren
Inversionen und Duplikationen, bei Verlust des Bruchstücks kommt es zu einer Deletion.

Brüche sind also im vorausgegangenen Zellzyklus gesetzte Schäden, die entweder repariert werden, zu
Deletionen führen oder sich in Form einer anderen
Mutation stabilisieren. In Zellen wie Lymphozyten
und Fibroblasten, die in vivo dem Mutagen exponiert
waren und danach in vitro Replikationen durchgemacht
haben, sind die bei der Auswertung gefundenen Brüche
möglicherweise erst während der in vitro- Kultivierung entstanden und sollten deshalb, im Unterschied
zu den Chromosomenmutationen, nicht gewertet werden.

Außer den in der G_o- Phase gesetzten Schäden sind
unter den in Lymphozyten gefundenen Mutationen möglicherweise auch solche zu finden, die während der
Entstehung dieser Zellen in der Proliferationsphase
gesetzt wurden und sich stabilisiert haben.

Im vorliegenden Versuch ist die Häufigkeit von Chromosomenmutationen von 0,3 % vor Beginn der Behandlung
auf Werte zwischen 2 % und 2,6 % währen der Behandlung angestiegen. Das zeigt, daß das Mutagen ENU
auch in den weniger empfindlichen Lymphozyten Schäden setzen kann.

5.4. Befunde nach diaplazentarer Exposition

Untersuchungen an der Ratte zeigen, daß die Plazenta
keine Schranke für ENU darstellt (z. B. IVANCOVIC
und DRUCKREY, 1968). Aufgrund der hier erhobenen
Mutagenitätsbefunde an der Maus kann der Schluß ge-

zogen werden, daß auch nach subcutaner Applikation
ENU oder seine reaktiven Metabolite die Feten errei-
chen. Denn nach diaplazentarer Exposition bei Aufarbeitung nach 6 h ist die Häufigkeit von Chromosomenaberrationen auch in embryonalem Lebergewebe deutlich erhöht (Tabelle 7). Für Primaten wiesen RICE
et al. (1976) ebenfalls die Durchlässigkeit der Plazenta für ENU nach. Aufgrund dessen wurden die hier
dargestellten Mutagenitätsuntersuchungen an diaplazentar exponierten Primaten durchgeführt.

In den Fibroblasten und Lymphozyten dieser diaplazentar behandelten Tiere wurde allerdings keine Erhöhung der Häufigkeit von Chromosomenmutationen gefunden, alle Werte liegen unter 1 % (Tabelle 5).
Dabei ist zu berücksichtigen, daß auch bei der Auswertung von Fibroblasten - wie bei den Lymphozyten-
Befunden diskutiert wurde - Brüche nicht gewertet
werden sollten, da die Zellen mehrere Teilungsschrit-
te in vitro durchlaufen. Als Folge der ENU- Behandlung hätten also nur die stabilen Chromosomenmutationen auftreten können, denn die Zellen der Nachkommen sind nur während der Embryonalentwicklung
dem Mutagen ENU exponiert gewesen. Durch Analysen
der Karyogramme konnten auch kleinere chromosomale
Veränderungen ausgeschlossen werden.

Die Erklärung für diese Befunde ist wohl die starke
Selektion gegen geschädigte Zellen, die auch bei
den Versuchen an der Maus sehr deutlich wird. 6 h
nach der Applikation der Testsubstanz sind in beiden Geweben - Knochenmark und embryonale Leber -
überwiegend die Zellen in der Metaphase, die in der
vorangegangenen Replikationsphase dem Mutagen exponiert waren, Eliminationsprozesse haben zu diesem
Zeitpunkt noch nicht stattgefunden. Aber schon 24
h nach der Applikation der Testsubstanz ist die Ab-

errationsrate deutlich gesunken, und zwar im embryonalen Lebergewebe stärker als im Knochenmark (Tabelle 7). Die Ursache dafür liegt in der kürzeren Zellzyklusdauer der embryonalen Zellen. Nach COLE et al. (1979) dauert ein Zellzyklus im Knochenmark etwa 20 h, im embryonalen Lebergewebe aber nur etwa 12 h. Also sind 24 h nach Applikation der Testsubstanz die Knochenmarkszellen überwiegend im ersten Zellzyklus nach der Mutageneinwirkung, die embryonalen Leberzellen im zweiten Zellzyklus. Damit ist im embryonalen Gewebe schon ein Zellzyklus mehr als im Knochenmark abgelaufen, es sind schon mehr geschädigte Zellen degeneriert, und viele Brüche sind repariert worden. Noch später, nämlich im Alter von 7 Wochen, ist bei diaplazentar behandelten Mäusen nur nach der höchsten verwendeten Dosis - die wesentlich höher liegt als bei den übrigen Versuchen - eine leichte Erhöhung der Aberrationsrate festzustellen (Tabelle 3, Tabelle 7).

Tabelle 7
Häufigkeit von Zellen mit Chromosomenaberrationen in Knochenmark und embryonaler Leber der Maus nach Behandlung mit ENU
(KM: Knochenmark; EL: embryonales Lebergewebe)

Gewebe	Exposition	Dosis mmol/kg	Aufarbeitung nach	% Metaphasen mit Aberrationen
KM	direkt	1	6 h	36,6
KM	direkt	1	24 h	17,5
EL	diapl.	1	6 h	22,4
EL	diapl.	1	24 h	4,2
KM	diapl.	3x 1	7 Wochen	3,0

Diese Befunde, daß schon relativ kurz nach diaplazentarer Mutagen- Exposition nur sehr wenige Chromosomenaberrationen gefunden werden, zeigen, wie vollständig die Reparatur- und Eliminationsmechanismen sind. Solche Vorgänge wurden von BASLER (1980) in vergleichenden Untersuchungen an verschiedenen Stadien der Embryogenese der Maus nachgewiesen.

5.5. Vererbung induzierter Mutationen

Von BASLER (1980) wurden in demselben Institut Versuche an der Maus zur Elimination von in Oozyten gesetzten Schäden durchgeführt. Nach Behandlung mit Mitomycin C, einem starken Mutagen, wurde eine dosisabhängige Zahl von Zygoten mit Chromosomenaberrationen gefunden. Bei Aufarbeitung von gleichermaßen vorbehandelten Tieren zu verschiedenen Terminen während der Tragzeit und Auswertung der toten und lebenden Implantate in Relation zur Zahl der Corpora lutea zeigte sich, daß sowohl prä- als auch postimplantative Elimination stattfindet. Bereits am 13. Tag post conceptionem fanden sich unter den lebenden Implantaten keine Chromosomenaberrationen mehr.

Parallel zu diesen Versuchen an der Maus wurden die hier dargestellten Untersuchungen an Primaten durchgeführt, in denen sich auch die Frage stellte, inwieweit induzierte Mutationen vererbt oder vollständig eliminiert werden. Von den mit ENU behandelten Callithrix jacchus- Weibchen wurden auch Nachkommen untersucht, deren Konzeption innerhalb der ersten 2 Monate nach Ende der Behandlung lag. Hier hätten sich vererbte Chromosomenmutationen zeigen müssen, die in den Oozyten der Mütter in der präovulatorischen Phase gesetzt worden sind. Es wurden Chromosomenpräparationen zytogenetisch ausgewertet (Tabelle 5) und Karyogramme erstellt. Daß sich keine Aberrationen fanden, dürfte auf eine Selektion gegen die eventuell vorhandenen geschädigten Oozyten zurückzuführen sein. Frühe Aborte sind nicht festzustellen, und bei den tot geborenen Jungtieren wurden ebenfalls keine chromosomalen Veränderungen gefunden. Damit ist sowohl bei Nagern (BASLER, 1980) als auch bei Primaten eine starke biologische Selektion gegen genetische Schäden nachgewiesen worden.

5.6. Teratogenese und Karzinogenese

Keines der diaplazentar behandelten Tiere zeigte teratogene Schäden. Das heißt, daß bei der hier durchgeführten regelmäßigen Applikation geringer Dosen der notwendige Schwellenwert für einen teratogenen Schaden in keiner der sensiblen Phasen der Embryonalentwicklung erreicht wurde. Versuche mit höherer Dosierung wären ergänzend notwendig.

Nach Untersuchungen von POSWILLO et al (1972) ist Callithrix jacchus gegenüber den Teratogenen Thalidomid und Röntgenstrahlen ebenso empfindlich wie der Mensch. WELSCH und WENGER (1980) zeigten, daß in der Plazenta des Menschen und der von Callithrix jacchus ähnliche Konzentrationen von Acetylcholin und Cholinesterase vorliegen, die möglicherweise bei der Regulation von Plazentadurchlässigkeit und Transportvorgängen eine Rolle spielen.

Aufgrund dieser Ähnlichkeiten der Plazentaeigenschaften von Mensch und Callithrix jacchus gilt gerade diese Art als geeignetes Objekt für Teratogenese und damit auch für andere diaplazentare Untersuchungen. Aus diesem Grund und weil außerdem die hier durchgeführte subchronische Behandlung mit geringen Dosen eher die Belastung des Menschen mit Umweltschadstoffen simuliert, ist den Ergebnissen doch eine gewisse Relevanz zuzusprechen.

Bisher wurden bei keinem der gestorbenen Tiere, weder von den direkt behandelten Muttertieren noch von den diaplazentar behandelten Jungtieren, Tumoren gefunden. In anderen Untersuchungen erwies sich ENU bei vielen verschiedenen Tierarten als karzinogen, dabei zeigte sich oft eine speziesspezifische Organotropie. Eine Ausnahme bilden Versuche von JÄNISCH et al. (1977): Bei Primaten der Art Macaca mulatta wurden nach diaplazentarer Applikation von ENU auch nach langer Beobachtungszeit keine Tumoren gefunden. Da im vorliegenden Versuch bei dem Primaten Callithrix jacchus auch keine Tumoren gefunden wurden, gibt es möglicherweise bei manchen Tierarten eine geringere Sensibilität gegenüber Karzinogenen; obwohl der Mutagenese und der Karzinogenese gleiche Vorgänge zugrunde liegen (RÖHRBORN, 1974 u. RAJEWSKY, 1980). Vor einer endgültigen Aussage über die Empfindlichkeit von Callithrix jacchus ist es notwendig, die pathologische Untersuchung weiterer mit ENU behandelter Tiere abzuwarten. Interessant wären in diesem Zusammenhang auch Studien mit anderen Karzinogenen.

5.7. Schlußfolgerungen

Viele Chemikalien erweisen sich nur oder überwiegend bei Einwirkung auf die S- Phase des Zellzyklusses als mutagen. Da Lymphozyten jedoch in der G_o- Phase vorliegen, sind Untersuchungen an ihnen nach Einwirkung der Testsubstanz in vivo nicht so geeignet wie Mutagenitätsuntersuchungen an proliferierenden Zellen des Knochenmarks.

Während der Embryogenese findet eine starke Selektion gegen Chromosomenaberrationen statt. Deshalb sind zytogenetische Untersuchungen an F_1- Tieren, deren Eltern mit der Testsubstanz behandelt worden sind, zur Prüfung auf Mutagenität weniger geeignet.

Bezüglich der mutagenen Wirkung einer Substanz bringen Untersuchungen an Primaten, verglichen mit den an Nagern erhobenen Befunden, keine zusätzliche Information.

Um die teratogene Wirkung einer Substanz zu untersuchen, ist Callithrix jacchus sicher ein geeigneteres Versuchstier als Nagetiere, und zwar aufgrund eines dem Menschen ähnlichen Plazentaaufbaues.

Um Aussagen über die karzinogene Wirkung nach direkter und diaplazentarer Exposition machen zu können, müssen weitere Untersuchungen abgewartet werden.

Danksagung

Frau Dr. A. Treiber, Tierversuchsanlage der Universität Düsseldorf, danken wir für ihre Hilfe bei den Blutentnahmen sowie für ihre qualifizierte Unterstützung im Umgang mit den Affen.

Herrn Dr. H. Bieniek und seinen Mitarbeitern, Tierversuchsanlage der Universität Düsseldorf, danken wir für die Sektion der verstorbenen Tiere, die Erstellung der Röntgenaufnahmen und die Durchführung der hämatologischen Untersuchungen.

Die Untersuchung wurde gefördert durch das Ministerium für Wissenschaft und Forschung des Landes Nordrhein-Westfalen

Literaturverzeichnis

Allen S.W., El-Nahass E., Sanyal M.K., Dunn R.L., Gladen B., Dixon R.L.: Sister chromatid exchange analyses in rodent maternal, embryonic and extraembryonic tissues. Transplacental and direct mutagen exposures. Mutat. Res. 80 (1981) 297 - 311

Bannasch P., Mayer D., Venske G.: Pränatale Induktion von hepatocellulären Glykogenspeicherarealen und Tumoren bei Mäusen durch Äthylnitrosoharnstoff. Virchows Arch. B Cell Path. 30 (1979) 143 - 160

Basler A.: Sister chromatid exchanges in vivo in Chinese hamster embryonic liver cells exposed transplacentally to BrdU. Cytogenet. Cell Genet. 24 (1979) 193 - 196

Basler A.: Die Wirkung chemischer Mutagene auf die Oogenese von Säugetieren. Habilitationsschrift, Düsseldorf 1980

Basler A., Herbold B.: Mutagenese und Umwelteinflüsse. Hippokrates 47 (1976) 123 - 141

Basler A., Brucklacher M., Nobis F., Röhrborn G.: Comparative investigations with trypaflavin in metaphase-II oocytes and in dominant lethal assay. Hum. Genet. 40 (1977) 87 - 92

Basler A., Theiss I., Röhrborn G.: Cytogenetic effects of busulfan in vivo on bone marrow cells and oocytes of adult mice and liver cells of transplacentally exposed embryos. Environ. Mutagen. 1 (1979) 233 - 238

Bedard M.T., Ma N.S.F., Jones T.C.: Chromosome banding patterns and nucleolar organizing regions in three species of Callithricidae. J. med. Primatol. 7 (1978) 82 - 97

Cole R.J., Taylor N.A., Cole J., Arlett C.F.: Transplacental effects of chemical mutagens detected by the micronucleus test. Nature 277 (1979) 317 - 318

Druckrey H., Ivancovic S., Preussmann R.: Teratogenic and carcinogenic effects in the offspring after single injection of ethylnitrosourea to pregnant rats. Nature 210 (1966) 1378 - 1379

Druckrey H., Preussmann R., Ivancovic S., Schmähl D.: Organotrope carcinogene Wirkung bei 65 verschiedenen N- Nitroso- Verbindungen an BD- Ratten. Z. Krebsforsch. 69 (1967) 103 - 201

Gebhart E.: Chemische Mutagenese. Gustav Fischer Verlag; Stuttgart, New York 1977

Gebhart E., Schwanitz G., Hartwich G.: Chromosomenaberrationen bei Busulfan- Behandlung. Dtsch. med. Wschr. 99 (1974) 52 - 56

Ivancovic S., Druckrey H.: Transplacentare Erzeugung maligner Tumoren des Nervensystems. Z. Krebsforsch. 71 (1968) 320 - 360

Jänisch W., Schreiber D., Warzok R., Scholtze P.: Versuche mit den Kanzerogenen Methyl- und Äthylnitrosoharnstoff bei Macaca mulatta. Arch. Geschwulstforsch. 47 (1977) 123 - 126

Jurgelski W., Hudson P.M., Dunn R.L., Falk H.L.: A new animal model for the direct induction of neoplasms during embryonic and fetal development. In: Nieburgs H.E. (Ed.): Proceedings of the third international symposium on the detection and prevention of cancer. New York (1977) 1033 - 1059

Jurgelski W., Hudson P.M., Falk H.L., Zimmerman L.E., Henry J.M., Palmer N.P.: Experimentally induced embryonal neoplasms in the opossum: Some aspects of tumor biology in comparison to analogous pediatric neoplasms of man. In: Severi L. (Ed.): Tumors of early life in man and animals. Perugia (1978) 1087 - 1109

Moorhead P.S., Nowell P.C., Mellman W.J., Battips D.M., Hungerford D.A.: Chromosome preparations of leucocytes cultured from human peripheral blood. Exp. Cell Res. 20 (1960) 613 - 616

Ondrej M.: The proportion of complete mutations, mosaics and instabilities induced by ethylnitrosourea in Drosophila melanogaster. Mutat. Res. 12 (1971) 159 - 169

Poswillo D.E., Hamilton W.J., Sopher D.: The marmoset as an animal model for teratological research. Nature 239 (1972) 460 - 462

Rajewsky M.F.: Specifity of DNA damage in chemical carcinogenesis. I.A.R.C. Sci. Publ. 27 (1980) 41 - 54

Rice J.M., Sly D.L., Palmer A.E., London W.T.: Transplacental effects of ethylnitrosourea in a nonhuman primate, Erythrocebus patas. Natl. Cancer Inst. Monogr. 51 (1976) 185 - 192

Rice J.M., Palmer A.E., London W.T., Sly D.L., Williams G.M.: Transplacental effects of ethylnitrosourea in the patas monkey. In: Severi L. (Ed.): Tumors of early life in man and animals. Perugia (1978) 893 - 906

Rieger R., Green M.M.: A glossary of genetics and cytogenetics. Springer Verlag; Berlin, Heidelberg, New York 1968

Röhrborn G.: Mutagenesis and carcinogenesis. I.A.R.C. Sci. Publ. 10 (1974) 213 - 219

Röhrborn G., Berrang H.: Dominant lethals in young female mice. Mutat. Res. 4 (1967) 231 - 233

Russel W.L., Kelly E.M., Hunsicker P.R., Bangham J.W., Maddux S.C., Phipps E.L.: Specific- locus test shows ethylnitrosourea to be the most potent mutagen in the mouse. Proc. Natl. Acad. Sci. 76 (1979) 5818 - 5819

Schmid W., Staiger G.R.: Chromosome studies on bone marrow from Chinese hamsters treated with benzodiazepine tranquillizers and cyclophosphamide. Mutat. Res. 7 (1969) 99 - 108

Soukup S.W., Au W.: The effect of ethylnitrosourea on chromosome aberrations in vitro and in vivo. Hum. Genet. 29 (1975) 319 - 328

Sperling K., Wiesner R.: A rapid banding technique for routine use in human and comparative cytogenetics. Hum. Genet. 15 (1972) 349 - 353

Vesselinovitch S.D., Koka M., Rao K.V.N., Mihailovich N., Rice J.M.: Prenatal multicarcinogenesis by ethylnitrosourea in mice. Cancer Res. 37 (1977) 1822 - 1828

Vogel E., Natarajan A.T.: The relation between reaction kinetics and mutagenic action of mono- functional alkylating agents in higher eucaryotic systems. Mutat. Res. 62 (1979) 51 - 123

Wechsler W.: Carcinogenic and teratogenic effects of ethylnitrosourea and methylnitrosourea during pregnancy in experimental rats. I.A.R.C. Sci. Publ. 4 (1973) 127 - 142

Welsch F., Wenger W.C.: Carnitine and carnitine acetyltransferase in the placenta of mouse, marmoset and man. Comp. Biochem. Physiol. 67 B (1980) 97 - 101

FORSCHUNGSBERICHTE
des Landes Nordrhein-Westfalen

*Herausgegeben
vom Minister für Wissenschaft und Forschung*

Die „Forschungsberichte des Landes Nordrhein-Westfalen" sind in zwölf Fachgruppen gegliedert:

Geisteswissenschaften
Wirtschafts- und Sozialwissenschaften
Mathematik / Informatik
Physik / Chemie / Biologie
Medizin
Umwelt / Verkehr
Bau / Steine / Erden
Bergbau / Energie
Elektrotechnik / Optik
Maschinenbau / Verfahrenstechnik
Hüttenwesen / Werkstoffkunde
Textilforschung

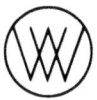

SPRINGER FACHMEDIEN WIESBADEN GMBH

MIX
Papier aus verantwortungsvollen Quellen
Paper from responsible sources
FSC® C105338

If you have any concerns about our products,
you can contact us on
ProductSafety@springernature.com

In case Publisher is established outside the EU,
the EU authorized representative is:
**Springer Nature Customer Service Center GmbH
Europaplatz 3, 69115 Heidelberg, Germany**

Printed by Libri Plureos GmbH
in Hamburg, Germany